Diagnose Diabetes – Teil 3

Behandlung und Therapieform

Andrea Runge / Ronny Stürmer

Bibliografische Information der Deutschen Nationalbibliothek
Die Deutsche Nationalbibliothek verzeichnet diese Publikation in der
Deutschen Nationalbibliografie; detaillierte bibliografische Daten
sind im Internet über http://dnb.d-nb.de abrufbar.

Für Ronny Stürmer

Danke für deine Hilfe bei diesem Buch. Auch wenn
du es oft nicht wusstest, so haben deine
unermüdlichen und geduldigen Antworten auf meine
endlosen Fragen bei diesem Buch einen großen
Einfluss gehabt.

Andrea Runge

1. Auflage © 2013 Rat&Tat Verlag
Autor: Runge, Andrea
Grafik: Ronny Stürmer
Buchblock u. Korrektur: Texteragentur-Gifhorn
Herstellung und Verlag: BoD - Books on Demand, Norderstedt
ISBN 9783732256891

Vorwort

Weltweit sind rund 150 Millionen Menschen an Diabetes erkrankt. Die Dunkelziffer der Menschen, die bereits Diabetes im Anfangsstadium haben, aber dies nicht wissen, dürfte doppelt so hoch sein. Das sind gewaltige Zahlen und nicht umsonst spricht man hier von einer Volkskrankheit.

Die Idee für dieses Buch entstand, als in unserem Umfeld mehrere Freunde und Familienangehörige an Diabetes Typ 1 und 2 innerhalb weniger Monate erkrankten. Plötzlich gab es jede Menge Fragen und keiner wusste eine Antwort darauf.

Vor allem stellte sich uns die Frage: wie gehen wir, als nahe Familienmitglieder, mit dieser Krankheit um und woher bekommen wir fundierte Antworten auf unsere Fragen.

Wir begannen uns, mit dem Thema Diabetes auseinander zu setzen und Nachforschungen anzustellen. Dabei fiel uns auf, dass es mitunter sehr allgemeine Fragen gibt und nur ungenaue oder keine Antworten zu finden sind.

Neue Therapien werden erst gefeiert und dann verteufelt. Was ist nun richtig?

Gibt es zuverlässige Alternativbehandlungen zur schulmedizinischen Therapie? Darauf fanden wir abenteuerliche Theorien, aber keine fundierten Informationen.

Wie verwendet man Teststreifen und was ist besser: Spritzen, Pens oder Tabletten? Die Antworten waren entweder so kompliziert, dass man sie gar nicht lesen wollte oder so spezifisch, dass sie eigentlich gar keine Antwort für einen „normalen" Diabetiker war.

Das hat uns motiviert, diese Bücher über Diabetes zu verfassen. In den vorangegangenen Bänden Teil 1 und Teil 2 konnten Sie sich über die Diabetesformen und eventuelle Notfälle informieren.

In diesem Band geben wir Ihnen nun einen Überblick über die Therapiemöglichkeiten und die Verwendung von Hilfsmitteln sowie Medikamenten.

Dabei gehen wir aus der Sicht von ebenfalls Betroffenen aus und erklären Ihnen kinderleicht sowie leicht verständlich, wie Sie Hilfsmittel richtig einsetzen oder worauf Sie achten müssen.

Andrea Runge   August 2013

Diabetes-Formen

Diabetes wird nicht nach der Erkrankung unterschieden, sondern nach der Ursache. Gemeinsam haben zwar alle Diabetesarten den erhöhten Blutzuckerspiegel, aber Ursachen und teilweise auch der Verlauf der Krankheit unterscheiden sich.

Hauptgruppen:

Diabetes Typ 1 betrifft rund 400.000 Menschen in Deutschland und hat eine seiner Hauptursachen in einer genetischen Veranlagung. Hier gibt es schon sehr gute Ansätze bei der Therapie.

Am bekanntesten dürfte **Diabetes Typ 2** sein. Allgemein wird dieser Diabetes auch als Alterszucker bezeichnet und betrifft rund zwei Drittel der Zuckererkrankungen. Hat diese Krankheit vor einigen Jahren hauptsächlich alte Menschen betroffen, so löst sich heute diese Altersbegrenzung allmählich auf und betrifft auch immer mehr jüngere Menschen.

Das ist kein Wunder. Denn Auslöser für diesen Diabetestyp sind unter anderem Übergewicht, falsche Ernährung und/oder mangelnde Bewegung. Aber auch Das zeigt sich auch in der Behandlung, die auch einer Umstellung der

Ernährung und mehr Bewegung hauptsächlich besteht.

Diabetes Typ 3: Hier werden Sondergruppen der Diabetes zusammengefasst.

3 A (Genetischer Defekt der B-Zelle)

❖ Chromosom 20 (MODY 1)

❖ Chromosom 7 (MODY 2)

❖ Chromosom 12 (MODY 3)

❖ Mitochondriale DNA (MIDD, Maternally Inherited Diabetes a. Deafness)

❖ Andere Defekte

3 B (weitere genetische Defekte als Ursache von Diabetes)

❖ Insulinresistenz Typ A

❖ Lipatrophischer Diabetes

❖ Andere Defekte

3 C (Krankheiten der exokrinen Pankreas)

- ❖ Pankreatitis
- ❖ Traumen/Pankreatektomie
- ❖ Neoplasmen
- ❖ Zystische Fibrose
- ❖ Hämochromatose
- ❖ Andere Erkrankungen

3 D (Endokrinopathien)

- ❖ Akromegalie
- ❖ Morbus Cushing
- ❖ Glucagonom
- ❖ Somatostatinom
- ❖ Hyperthyreose
- ❖ Phäochromozytom
- ❖ Aldosteronom
- ❖ Andere Erkrankungen

3 E (durch Drogen- oder Chemikalien hervorgerufene Diabetes)

- ❖ Vacor (Rattengift)
- ❖ Pentamidin

- ❖ Nikotinsäure
- ❖ Glucocorticoide
- ❖ Schilddrüsenhormone
- ❖ Diazoxid
- ❖ Beta-Sympathomimetika
- ❖ Thiazid-Diuretika
- ❖ Dilantin
- ❖ Alpha-Interferon
- ❖ andere Substanzen

3 F (Infektionen)

- ❖ Kongenitale Röteln
- ❖ Zytomegalievirus
- ❖ Andere Infektionen

3 G (Seltene Formen eines immunologisch bedingten Diabetes)

- ❖ "Stiff-man"-Syndrom
- ❖ Anti-Insulin-Rezeptor-Antikörper
- ❖ andere Formen

3 H (andere genetische Syndrome, die mitunter mit Diabetes verbunden sind)

- ❖ Down-Syndrom
- ❖ Klinefelter-Syndrom
- ❖ Turner-Syndrom
- ❖ Wolfram-Syndrom
- ❖ Friedreich´sche Ataxie
- ❖ Chorea Huntington
- ❖ Dystrophia myotonica
- ❖ Porphyrie
- ❖ Prader-Willi-Labhart-Syndrom
- ❖ Andere Syndrome

Diabetes Typ 4: Schwangerschaftsdiabetes tritt, wie der Name schon sagt, während der Schwangerschaft auf und kann zu einem Risiko für Mutter und Kind werden.

Neueste Forschungen zeigen, dass die Spätfolgen bisher stark unterschätzt wurden.

Bei diesem Diabetestyp handelt es sich um die zweithäufigste Art des Diabetes. Ausgelöst wird sie durch eine Autoimmunerkrankung, bei der die insulinproduzierenden Zellen weniger werden, bis sie irgendwann die Produktion ganz einstellen.

Es steht noch nicht ganz fest, wodurch diese Reaktion des Körpers hervorgerufen wird, doch es gilt als gesichert, dass es sich um eine genetisch vererbbare Krankheit handelt. Dabei reicht es aus, dass ein Elternteil unter diesem Diabetestyp leidet.

Realistische Heilungsaussichten bestehen derzeit nur sehr wenige. Doch es gibt viel versprechende Forschungsergebnisse, die zu Recht auf neue Therapien hoffen lassen.

Wer bereits weiß, dass in seiner Familie Diabetes Typ 1 diagnostiziert wurde, der sollte sich vorbeugend untersuchen lassen.

Dies gilt besonders bei Kindern von Diabetes 1-Eltern. Denn je eher die Krankheit festgestellt wird, umso eher können hier Ärzte vorbeugend eingreifen und die Krankheit hinauszögern.

Das Therapieziel bei Diabetes Typ 1 besteht in erster Linie darin, den Blutzuckerspiegel dauerhaft auf ein Normalniveau zu senken.

Das geschieht bei diesem Diabetes Typ nur durch eine Insulintherapie. Da die Bauchspeicheldrüse kein oder nur sehr wenig Insulin produziert, kommt oft die **intensivierte Insulintherapie** in Frage. Dabei müssen Sie sich ein Langzeit-Insulin spritzen und vor den Mahlzeiten ein kurz wirkendes Insulin.

Das bedeutet für Sie, dass Sie täglich die aufwendige Behandlung durchzuziehen und dabei Ernährung, Bewegung und Insulin miteinander abzustimmen. Zusätzliche Risikofaktoren, wie zum Beispiel Rauchen und übermäßigen Alkoholgenuss sollten Sie vermeiden.

Halten Sie die Termine zur Bestimmung des HbA1c-Wertes ein. Sie dienen der Verlaufskontrolle. Diabetes Typ 1 verlangt von Ihnen also viel Disziplin und eine sehr geradlinige Lebenshaltung ab.

Die Forschung im Bereich der Diabetes schreitet rasant voran und es gibt kaum einen Monat, in dem nicht ein neuer Durchbruch verkündet wird.

Erfolgversprechend verlaufen derzeit Versuche mit **einem Impfstoff** gegen Diabetes Typ 1 für Kinder und Jugendliche.

Ähnlich sieht es mit der **Transplantation** von Inselzellen oder Bauchspeicheldrüsen aus. Oft bieten diese Transplantationen die einzige Alternative zu den Insulininjektionen. Doch die Abstoßungsrate liegt immer noch zu hoch.

Die größten Hoffnungen liegen aber auf dem Gebiet der **Gentechnik**. Am besten scheinen hier die Ergebnisse von Stammzelltherapien zu sein. Hier ist es überlegenswert, ob Sie sich nicht rechtzeitig **Stammzellen** entnehmen und diese einfrieren lassen.

Es gilt als wahrscheinlich, dass in den nächsten 10 Jahren die Stammzellentherapie bei Diabetes zum Einsatz kommt.

War früher Diabetes Typ 2 eine Krankheit, die hauptsächlich ältere Menschen betraf, so verschiebt sich heute diese Altersgrenze und immer mehr jüngere Menschen sind davon betroffen.

Man schätzt, dass auf jeden Diabetiker mindestens ein unentdeckter Diabetiker kommt. Bei allein 10 Millionen Diabetikern in Deutschland deutet das auf eine hohe Dunkelziffer.

In der Mehrzahl der Fälle beruht auf einer Art Insulinresistenz. Das heißt, die Zellen reagieren nicht ausreichend auf Insulin und der Zucker kann nicht mehr in die Zellen transportiert werden. Somit steigt der Blutzucker an. Zunächst versucht die Bauchspeicheldrüse, mehr Insulin zu produzieren. Irgendwann reicht das nicht mehr und es entwickelt sich Diabetes Typ 2.

Die Ursachen sind neben einer genetischen Veranlagung, eine ungesunde Lebensführung wie Überernährung, Dauerstress, Übergewicht und Bewegungsmangel.

Das Ziel der Therapie wird immer sein, Sie zu einem **gesünderen Lebensstil** zu begleiten sowie die **Senkung Ihres Blutzuckers** auf ein normales Niveau.

In **Schulungen** lernen Sie, wie Sie bestimmte Dinge in Ihrem Leben verändern und haben einen Ansprechpartner für eventuelle Fragen. Darum nehmen Sie Ihre Termine beim Arzt regelmäßig wahr.

Das betrifft Ihre **Ernährung, eine sportliche Betätigung** und vor allem den **Abbau Ihres Übergewichtes**.

So können Sie den Einsatz von Insulintabletten und Insulininjektionen herauszögern.

Kommen **Tabletten und Injektionen** zum Einsatz werden Sie mit dem selbständigen **Blutzuckermessen** vertraut gemacht.

In der Regel kommt bei den meisten Diabetikern Typ 2 ein **Mischinsulintherapie** in Frage. Das heißt, es wird zwischen schnell wirkenden Insulin und Langzeitinsulin gewechselt.

Bei einer Volkskrankheit wie Diabetes Typ 2 laufen die Forschungen zu neuen Therapien auf Hochtouren.

Eine Theorie, die erfolgversprechend sein könnte, kommt aus den USA und nennt sich **Stoßtherapie mit Insulin.** Ziel ist es, kurz nach Beginn der Krankheit den Patienten kurz und intensiv mit Insulin zu behandeln, um so die Blutzuckerwerte zu stabilisieren. Eine Studie zeigte überraschende Erfolge.

Realistische Chancen hat auch eine **Insulinpumpe,** die sich noch im Versuchsstadium befindet. Die Pumpe soll selbständig die Blutwerte messen und dann die entsprechende Menge Insulin abgeben.

Tatsache dagegen ist die **Sensor-unterstützte Pumpe**: Ein Sensor wird im Unterhautfettgewebe eingebracht und misst dort alle fünf Minuten den Zucker in der Gewebsflüssigkeit. Das Ergebnis wird an die Pumpe gefunkt. Diese zeigt den Wert an und veranlasst einen Alarm, wenn der Wert zu hoch oder zu tief ist.

Schwangerschaftsdiabetes

Schwangerschaftsdiabetes tritt bei ungefähr 3,7 Prozent aller Schwangerschaften auf und wird auch als **Diabetes Typ 4, GDM oder Gestationsdiabetes** bezeichnet.

Es handelt sich hier um eine der am meisten gefürchteten Komplikationen während der Schwangerschaft.

Durch die ständige Überwachung der Schwangerschaft und die regelmäßigen Termine beim Arzt kann aber Schwangerschaftsdiabetes relativ zeitig festgestellt werden.

Meistens kommt die Diagnose überraschend für die Schwangere, denn die Symptome werden häufig auf die Schwangerschaft geschoben.

Verschiedene Hormone in der Schwangerschaft können eine zeitweise Insulinresistenz hervorrufen. Nach der Geburt fallen die Werte wieder in ein Normalniveau zurück.

Deshalb wird bei jeder Schwangeren zwischen der 23. bis 28. Schwangerschaftswoche ein **Zuckerbelastungstest** durchgeführt.

Behandlung und Therapie bei Schwangerschaftsdiabetes

Bei einem Großteil der Schwangeren reicht es aus, wenn die Ernährung etwas umgestellt wird. So werden kleinere, aber häufigere Mahlzeiten empfohlen. Mitunter genügt es auch, statt Weißbrotprodukten Vollkorn zu verwenden.

Ebenfalls sollten Sie auf kohlenhydratreiche Getränke (wie Fruchtsäfte, Cola, Limonade) verzichten.

Dazu etwas mehr Bewegung wie längere Spaziergänge oder Schwangerschaftsgymnastik lassen die Blutzuckerwerte schnell auf ein normales Niveau fallen.

Falls diese Maßnahmen keine Wirkung zeigen, kommt eine Insulintherapie zum Einsatz.

Nur in wenigen Fällen kommt es zu einer Behandlung mit der Insulinpumpentherapie.

Gute Diabetesmedikamente wie Metformin oder Sulfonylharnstoff zeigen gute Ergebnisse bei Schwangerschaftsdiabetes, sind aber in Deutschland für Schwangere nicht zugelassen.

Genaueres zu den Therapien

Ich bin bis jetzt recht allgemein auf die Therapien eingegangen. Das wird Ihnen sicher nicht reichen, wenn der Arzt mit der Therapie bei Ihnen beginnt.

Es ist normal, dass Sie dann wissen wollen, ob Ihre Therapie tatsächlich optimal ist oder was es an Alternativen gibt. Nur mit diesem Wissen können Sie die Informationen des Arztes richtig einordnen.

Ich habe die gängigsten Therapie-Formen für Sie zusammen gesucht und werde auch neue Therapieansätze streifen.

Bitte bedenken Sie Folgendes beim Lesen:

Therapien werden heute individuell, also auf Sie persönlich, **angepasst**. Damit weichen die Behandlungen mitunter von dem beschriebenen und allgemeinen Muster etwas ab.

Doch ich habe mich bemüht, Ihnen eine verständliche **Vergleichsgrundlage** zu schaffen, so dass Sie wissen, welche Behandlungsform bei Ihnen durchgeführt wird.

Tatsächlich gibt es etwa 3 verschiedene Insulintherapien, die nach heutigen Empfehlungen von Experten aber **individuell** angeglichen werden.

Es wird unterschieden nach der **konventionelle Insulintherapie (CT), Intensivierte konventionelle Insulintherapie (ICT) und der Insulinpumpentherapie (CSII)**.

Alle Therapiearten werden mit gespritzten Insulin, mit Insulin in Tablettenform oder mit Mischinsulin (Insulin in Spritzen- und Tablettenform) durchgeführt.

Angestrebt ist aber immer eine Therapie, die der **natürlichen Insulinfreisetzung** von einem gesunden Menschen nahe kommt.

Dadurch erreicht man eine **gute Stoffwechseleinstellung** und es werden so mögliche Komplikationen oder gar Folgeerkrankungen vermieden.

Die konventionelle Insulintherapie (CT) eignet sich in erster Linie für Diabetiker Typ 2, wenn die Medikamente (Insulin in Tablettenform) versagen und eine Diabetes-Schulung nicht möglich ist.

Bei dieser Therapie ist es notwendig, dass Sie sich jeden Tag eine bestimmte Menge an Mischinsulin spritzen. Die Dosis ist jeden Tag gleich groß und muss zweimal am Tag gespritzt werden.

Morgens – zwei Drittel der Tagesdosis vor dem Frühstück

Abends – ein Drittel der Tagesdosis vor dem Abendessen

Das heißt aber für Sie, dass Sie nicht mehr nach Bedarf essen können. Sie müssen Ihr Essen der Tagesdosis anpassen und diese pünktlich zu sich nehmen. Drei Hauptmahlzeiten und drei Zwischenmahlzeiten (empfohlener Essenplan) sollen einer Unterzuckerung vorbeugen.

Was ist die intensivierte konventionelle Insulintherapie?

Diese Therapieart erfreut sich zunehmender Beliebtheit, denn sie lässt ein größeres Maß an Individualität zu, als die konventionelle Insulintherapie.

Bei dieser Therapie spritzen Sie sich **1 bis 3 Mal täglich ein Langzeit-Insulin**, um den **Grundbedarf** zu decken. Von der Gesamtmenge des täglichen Insulinbedarfs beträgt das etwa die Hälfte der täglichen Insulinmenge.

Die **andere Hälfte** verteilen Sie auf Ihren Bedarf bei den Mahlzeiten und injizieren das **Kurzzeit-Insulin vor dem Essen**.

Dazu messen Sie Ihren **aktuellen Blutzuckerspiegel**, errechnen nun die optimale Insulindosis aus folgenden Faktoren:

> ➤ **Blutzuckerwert**
> ➤ **Gewünschte Nahrungsmenge**
> ➤ **Geplante körperliche Aktivität**.

Die Insulinpumpentherapie (CSII) eignet sich für jeden Diabetiker mit einem **unregelmäßigen Lebensrhythmus** (wie Schichtarbeiter) oder ständig **schwankenden Blutzuckerwerten**. Aber auch Patienten mit einer **extremen Angst vor Spritzen** profitieren von dieser Therapie.

Musste früher die Insulinpumpe in einem Rucksack mit sich getragen werden, so haben die heutigen Pumpen grade mal die Größe eines kleinen Handys und können unter die Haut implantiert werden.

Über eine Kanüle und einen Katheder gibt sie auf **Knopfdruck** die **notwendige Menge Insulin vor den Mahlzeiten** ab.

Der **Grundbedarf des Körpers** aber wird durch die **automatische Abgabe kleinerer Dosen Insulin** gedeckt. Diese Einstellung nimmt Ihr Arzt vor und unterweist Sie genau in der Anwendung der Insulinpumpe.

Die Basistherapie ist ein fester Bestandteil und der wesentliche Inhalt jeglicher Therapieformen bei Diabetikern.

Ohne die Basistherapie haben alle anderen Therapien **keinen realen Erfolg**. Denn wie der Name schon sagt, bildet sie die **Grundlage und Basis jeder Insulintherapie.**

Der Grund dafür ist schnell gefunden. In der Basistherapie geht es um die **optimale Ernährung** und die **sportlichen Aktivitäten, um die Insulintherapie zu unterstützen und den Blutzuckerwert optimal zu regeln.**

Spezielle Schulungen und Beratungen helfen Ihnen dabei, die Basistherapie richtig umzusetzen. Sie lernen dort, Ihre Ernährung umzustellen und für mehr Bewegung in Ihren Alltag zu sorgen.

Achtung: Bei einigen Diabetes-Typen genügt oft die **Umstellung auf die Basistherapie**, um die Insulinproduktion des Körpers wieder auf ein gesundes Level zu bringen. Das betrifft den **Diabetes Typ 2 im frühen Anfangsstadium und die Schwangerschaftsdiabetes.**

Häufig wird die Tablettentherapie extra aufgeführt als alleinige Therapieform. Das stimmt so nicht.

Insulin kann in verschiedenen Formen (als Spritzinsulin und in Tabletten) verabreicht werden, doch bei den vorgestellten Gruppen geht es um die **Verabreichung des Insulins** allgemein.

Sie werden feststellen, dass die Therapien, die ich Ihnen vorgestellt habe, im **Grundmuster** auch auf die Tablettenform zutreffen.

Allgemein empfehlen die Ärzte gern die Therapie in Tablettenform. Auf den ersten Blick scheint das auch verständlich. Tabletten lassen **mehr Flexibilität** zu und Tabletten lassen sich **diskreter** einnehmen, als dies bei einer Insulinspritze möglich wäre.

Doch die **Nebenwirkungen von Tabletten** im Vergleich zum Spritzinsulin sind nicht zu unterschätzen. **Erbrechen, Durchfall und Laktose Intoleranz** sind nur die offensichtlichen Nebenwirkungen.

Gern wird folgendes auf Diabetes selbst geschoben und ist sogar als Folgeerkrankung aufgeführt. Doch schauen Sie selbst:

Eine nicht repräsentative Studie aus England ergab, dass Patienten, die mehr als 10 Jahre Insulintabletten einnahmen, eine deutlich **höhere Anfälligkeit für Nierenversagen** zeigten.

Bei Patienten aber die sich 10 Jahre lang Insulin spritzen, trat diese hohe Anfälligkeit nicht auf.

Empfehlenswert ist laut dieser Studie eine **Mischtherapie** aus gespritzten Langzeitinsulin und Kurzzeit-Insulin in Tablettenform.

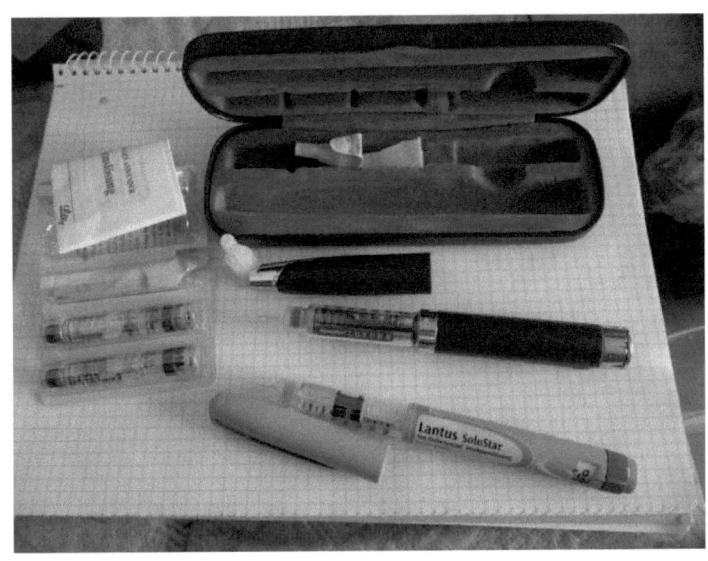

Bei jedem Termin mit Ihrem Arzt werden nicht nur Ihre Blutzuckerwerte kontrolliert, sondern auch Ihr allgemeiner Gesundheitszustand.

Gleichzeitig wird Ihr Arzt mit Ihnen den weiteren Verlauf der Therapie besprechen. Dazu zählt auch, dass Therapieziele festgelegt werden.

Therapieziele können unter anderem sein:

> ➢ **Veränderung des Langzeitblutzucker-wertes**

> ➢ **Veränderung des Körpergewichts**

> ➢ **Veränderung des Blutdrucks**

> ➢ **Verbesserung des Blutzuckerwertes**

> ➢ **Veränderung der Blutfette und Cholesterinwerte**

> ➢ **Änderung in der Lebensweise (das betrifft die Ernährung, Bewegung, Nikotin- und Alkoholkonsum)**

Weitere **Therapieziele im Verlauf** werden sein:

- ❖ die **Lebensqualität** zu erhalten oder wieder herzustellen

- ❖ die **Kompetenz des Patienten** wie seiner Angehörigen im Umgang mit Diabetes zu steigern

- ❖ **Begleit-, Folgeerkrankungen und Spätfolgen** zu verhindern

- ❖ **Stoffwechselentgleisungen** zu vermeiden

- ❖ **eventuellen Beschwerden** vorzubeugen oder diese zu behandeln

- ❖ die **Nebenwirkungen** der Diabetes-Therapie und die **körperliche wie seelische Belastung** des Patienten möglichst klein zu halten.

Wie sich an den Zielen zeigt, sollen Sie zur aktiven Mitarbeit angeregt und bei der **Verbesserung Ihrer Therapie** eingebunden werden.

Das heißt, die Ziele sind nicht für den Arzt gedacht, sondern **für Sie und Ihre Gesundheit**.

Durch die Therapieziele führt Sie der Arzt nicht nur Stück für Stück näher an einen **optimalen Blutzuckerwert** heran. Sondern er sorgt auch gleichzeitig dafür, dass Sie besser und verantwortungsbewusst mit Ihrer Krankheit umgehen.

Die Ziele können Sie in **jedem Fall erreichen** und verlangen keine großen Anstrengungen oder einen riesigen Zeitaufwand von Ihnen.

Sie müssen sich nur konsequent an die derzeitige **Therapie** und die **Medikation** (Insulindosis) halten.

Das schließt aber auch die anderen empfohlenen Maßnahmen wie die **Ernährungsumstellung** und körperlichen **Aktivitäten** mit ein.

Die Therapieziele werden auch in Ihrem **Gesundheitspass-Diabetes** festgehalten. So können Sie Ihre Erfolge verfolgen und künftige Ziele mit Ihrem Arzt besser planen.

Andere Behandlungen und ein Blick in die Zukunft

Nachdem wir die üblichen Therapien vorgestellt haben, wollen wir natürlich auch nach Alternativen schauen.

In den nächsten Kapiteln schauen wir uns alternative Behandlungen bei Diabetes und ihre Möglichkeiten an.

Und wir wagen einen Blick in die Zukunft. Stammzelltherapie und Transplantation – welche Erfolgsaussichten haben diese Behandlungen?

Stimmt es, dass es bald eine Impfung gegen Diabetes geben könnte?

Diese und andere Fragen beantworten wir in den folgenden Abschnitten.

Es ist normal, dass Sie auch andere Wege der Behandlung für Ihre Krankheit suchen. Doch hier ist Vorsicht geboten. Es gibt **kein Naturheilverfahren**, das nachweislich **Diabetes heilt** oder den **Blutzuckerspiegel auf Dauer** senkt.

Das heißt aber nicht, dass Naturheilverfahren nichts taugen bei Diabetes. Die alternativen Heilmethoden haben inzwischen ihren anerkannten Platz bei **der Linderung von Begleiterscheinungen** und zur **Vorbeugung bei Folgekrankheiten** gefunden.

Yoga eignet sich zum Beispiel beim Abbau von Stress. Gleichzeitig werden viele Muskeln trainiert und eine Stärkung des Herz-Kreislaufsystem erreicht. Yoga eignet sich aber nicht als alleinige Therapie bei Diabetes.

Ebenso verhält es sich mit anderen Heilmethoden wie der **Akkupunktur**.

Bevor Sie sich aber für eine Heilmethode entscheiden, nehmen Sie Rücksprache mit Ihrem Arzt.

1966 gelang eine einzigartige Operation und wurde als ein neuartiges Heilungsverfahren für Diabetiker hochgefeiert. Dabei handelte es sich um die Transplantation von Bauchspeicheldrüsen.

Inzwischen ist es stiller um diese Transplantation geworden. Das ist kein Wunder, denn diese Operation wirft eine Reihe von Problemen auf (Abstoßung, Mangel an Spenderorganen) und kommt nur bei Diabetes Typ1 in Frage. Heute wird auf Grund des Organmangels nur noch bei Nierenversagen neben der Niere auch die Bauchspeicheldrüse verpflanzt.

Die Erfolgschancen sind viel versprechend. Nach einem Jahr funktionieren 76 % der verpflanzten Organe einwandfrei. Nach 5 Jahren sind es immerhin noch 66 %.

Derzeit laufen Forschungen auf Hochtouren zu einer künstlichen Bauchspeicheldrüse. Doch wann diese Erfolg zeigen werden, kann niemand sagen.

Inselzelltransplantation –eine konkrete Möglichkeit?

Seit einiger Zeit existieren Versuche nicht mehr die komplette Bauchspeicheldrüse zu transplantieren, sondern nur die Insulin produzierenden Zellen (Inselzellen) aus einem Spenderorgan zu isolieren.

Dabei werden über ein großes Lebergefäß die Zellen direkt in die Leber gespült. Das klare Ziel ist, Diabetes Typ 1 Patienten von dem Insulinspritzen unabhängig zu machen.

Derzeitige Hindernisse bei der erfolgreichen Umsetzung dieses Verfahrens sind zum einen die wenigen Spenderorgane, die zur Verfügung stehen und die unvermeidliche Abstoßungs-reaktion des Körpers. Weiterhin benötigt man für dieses Verfahren zwei bis drei Bauchspeicheldrüsen pro Patienten.

Das heißt, selbst wenn diese Transplantationsart nach heutigem Maßstab gelingt, so muss der Patient möglicherweise zwar kein Insulin mehr spritzen, dafür aber lebenslang Medikamente zur Verhinderung der Abstoßung einnehmen. Dieses Verfahren ist noch im experimentellen Stadium.

Die Genetik ist unbestritten auf dem Vormarsch in der Medizin, so auch bei der Behandlung von Diabetes.

Seit 2008 gibt es unterschiedliche Erfolge bei der Stammzellentherapie für Diabetes Patienten. Trotzdem setzen Forscher, Ärzte und Erkrankte sehr viel Hoffnung in diese Art der Therapie.

Bei einem zugegeben sehr radikalen Versuch mit 15 Probanden, die an Diabetes Typ 1 litten, wurden immerhin 14 Patienten durch die Therapie mit Stammzellen geheilt.

Ob dieser Heilungserfolg von Dauer ist, kann niemand sagen. Das muss die Zeit zeigen.

Dazu ist die Therapie noch abhängig vom Alter der Patienten, denn je jünger der Patient war, umso größer waren die Heilungsfortschritte.

Gleichzeitig kam es zu verschiedenen Nebenwirkungen, die erst einmal gegen den Heilungserfolg abgewogen werden müssen.

Die Tierversuche von französischen Forschern lassen Diabetes Typ 1 Patienten hoffen. Schon bald könnte die Impfung oder der Nasenspray gegen diese Autoimmunkrankheit wahr werden.

Derzeit nehmen die Forschungen und die Entwicklung eines Impfstoffes gegen Diabetes Typ 1 bei Kindern konkrete Formen an.

Es wurde festgestellt, dass durch die Aufnahme von Insulin die Krankheit verzögert oder sogar verhindert wird.

Da Diabetes Typ 1 meistens vererbt wird, gibt es seit Anfang 2010 eine repräsentative Studie an der TU München mit möglichen Risikopatienten. Dazu nehmen die Kinder täglich Insulin zu sich. Bisher lässt das Ergebnis hoffen. Keines der Kinder erkrankte bisher an Diabetes.

Eine weitere Studie erprobt ein Nasenspray mit Insulin an einer Gruppe von Probanden zwischen 4 und 30 Jahren. Bei beiden Studien wird noch die richtige Dosierung und Darreichungsform gesucht.

Blutzucker und mehr

Die Behandlung von Diabetes I und II unterscheiden sich kaum. Sie liegt hauptsächlich in den Händen des Diabetikers und ist abhängig von der genauen Kenntnis der Blutzuckerwerte.

Dazu müssen Sie einige Begriffe kennen, die wir Ihnen in den nachfolgenden Kapiteln vorstellen.

Sie können in Tabellen Blutzuckerwerte finden und erfahren, warum die Blutzuckereinstellung sowie die Kenntnis der eigenen Blutzuckerwerte so wichtig sind.

Unterschätzen Sie nicht diesen Abschnitt. Erst mit der Kenntnis dieser Begriffe und Werte gelingt Ihnen die erfolgreiche Therapie und Behandlung von Diabetes.

Blutzucker ist nicht der normale Zucker, sondern der Gehalt von Glucose im Blut. Glucose ist auch besser bekannt als Traubenzucker und ist ein **wichtiger Energielieferant** unseres Körpers.

Während die meisten Körperzellen ihre Energie aus dem Fettstoffwechsel gewinnen, benötigen das Gehirn, die roten Blutkörperchen und das Nierenmark ihre Energie aus der Glucose.

Blutzucker ist in der Lage, die Blut-Hirn-Schranke zu überwinden und das Gehirn mit der notwendigen Energie zu versorgen.

Aus dem Blutzuckerwert lässt sich in der Medizin einiges ablesen. Ist er ständig erhöht, kann es zu Diabetes führen. Ist er zu niedrig, liegt eine Unterzuckerung vor, die ebenfalls gefährlich ist.

Im Idealfall hält unser Körper den Blutzuckerwert auf einem gesunden Maß. Gerät er aber außer Kontrolle, kann nachhaltig unsere Gesundheit, den Körper und vor allem die Nervenzellen schädigen.

Sobald Sie die Diagnose Diabetes erhalten, werden Sie sich fragen, wie es dazu kommen konnte. Und zwangsläufig werden Sie mit den verschiedenen Faktoren konfrontiert, die Einfluss auf den Blutzucker haben.

Das sind:

❖ Ernährung

❖ Tagesablauf

❖ Verdauung

❖ Sport

❖ Menstruationszyklus

❖ Insulin

❖ Insulinempfindlichkeit

❖ Stress

❖ Genetik

Insulin ist ein Proteohormon, welches in den Betazellen der Bauchspeicheldrüse gebildet wird.

Insulin ist deshalb für den Menschen so wichtig, da es als einziges Hormon in unserem Körper den Blutzuckerspiegel senken kann. Das heißt, Insulin reguliert die Höhe der Glucose im Blut.

Nehmen Sie also kohlenhydratreiche Nahrung zu sich, wird dieses Hormon bei gesunden Menschen ausgeschüttet, um so den entstehenden Zucker auf ein normales Maß zu senken.

Bei Diabetes Typ 1 liegt eine genetisch oder autoimmun bedingte Störung der Insulinproduktion vor.

Ähnlich verhält es sich bei Diabetes Typ 2 Patienten. Hier kommt es ebenfalls zu einer Insulinresistenz, also einer Störung der Insulinproduktion.

Dies ist eine sehr vereinfachte Darstellung der Insulinwirkung.

Der Begriff des Langzeitblutzuckers tritt immer auf, doch eine richtige Definition scheint es nicht zu geben.

Was ist also der Langzeitblutzucker? Dieser Wert (auch HbA1c-Wert genannt) gibt Ihnen Auskunft darüber, wie gut die Stoffwechseleinstellung in den letzten 8 bis 12 Wochen war.

Bei einem Test wird ermittelt, wie groß der Anteil des roten Blutfarbstoffes (Hämoglobin = Hb) ist, an dem sich der Blutzucker angelagert hat (A1c =bestimmte blutzuckerbindende Eiweißkette).

Bei einem Wert unter 6 % bzw. zwischen 20 bis 42 mmol/mol gelten Sie als gesund.

Ein Wert darüber zeigt ein erhöhtes Risiko an und muss behandelt werden.

Langzeitblutzucker-Tabelle

Diese Tabelle ist notwendig, denn bis vor einigen Jahren wurden die Langzeitzuckerwerte in Prozent angegeben. Heute geschieht das in mmol/mol.

HbA1c-Wert mmol/mol	Prozent
31	5
42	6
48	6,5
53	7
58	7,5
64	8
75	9
86	10
97	11
108	12

Anders als Langzeitblutzucker wird der normale Blutzuckerwert kapillar gemessen (über einen Einstich ins Ohrläppchen oder die Fingerkuppe).

Wie hoch ein normaler Blutzuckerwert sein sollte und wann ein Wert bedenklich wird, darüber gibt es verschiedene Empfehlungen.

Am besten ist es, wenn Sie den Durchschnittswert der beiden bekanntesten Empfehlungen (WHO und DDG) als Leitlinie für sich verwenden.

Als normal werden diese Werte bezeichnet:

WHO

Nüchtern   **< 110 mg/dl bzw. < 6,1 mmol/l**

nichtnüchtern **< 140 mg/dl bzw. < 7,8 mmol/l**

DDG

Nüchtern   **< 100 mg/dl bzw. < 5,5 mmol/l**

Nicht nüchtern **< 120 mg/dl bzw. < 7,0 mmol/l**

An Diabetes erkrankte Menschen wissen oft nicht, an welchen Blutzuckerwerten sie sich orientieren sollten. Ideal ist die Mitte, denn geht der Wert nach unten, droht eine Unterzuckerung. Im umgekehrten Fall haben Sie es mit einer Überzuckerung zu tun.

	Normal	Gestörte Glucose-Toleranz	Diabetes
Nüchtern Wert	<100 mg/dl <5,6mmol/l	≥ 100 bis < 125 mg/dl (≥ 5,6 bis <6,9mmol/l)	≥ 126 mg/dl (≥7,0 mmol/l)
Nicht Nüchtern Wert	<140 mg/dl <7,8 mmol/l	≥ 140 bis < 199 mg/dl (≥ 7,8 bis <11,0mmol/l)	≥ 200 mg/dl (≥11,1mmol/l)
HbA$_{1c}$	< 6,5 %	6,5–7,5 %	> 7,5 %

Blutzuckertabelle für Kinder und Jugendliche
Welche Blutzuckerwerte sind für Diabetiker
optimal?

Im Idealfall sollten die Blutzuckerwerte eines Diabetikers sich in den Bereichen eines gesunden Menschen bewegen. Leider ist das nicht immer möglich, deshalb sind die Grenzen beim Diabetes - Patienten höher angesetzt.

Ein Blutzucker für Diabetiker **im nüchternen Zustand** (8 Stunden vor der Messung keine Nahrung) liegt hier in einem Toleranzbereich von

mehr als 70 mg/dl (3,9 mmol/l) bis 109 mg/dl (6 mmol/l).

Der Blutzucker **2 Stunden nach der Mahlzeit** sollte bei

mehr als 110 mg/dl (6,1 mmol/l) bis etwa 140 mg/dl (7,8 mmol/l) liegen.

Direkt nach der Mahlzeit kann der Blutzucker auch

bis maximal 160 mg/dl (8,9 mmol/l)

erhöht sein, ohne dass es gefährlich ist.

Ziel einer Diabetes-Therapie ist es unter anderem, dass der Blutzucker optimal eingestellt wird. Stimmt der Blutzuckerspiegel. steigt Ihr Wohlbefinden und es werden Folgeerkrankungen vermieden.

Die idealen Einstellungen sind:

- ❖ **Nüchternblutzucker ≤ 100 mg/dl (≤ 5,6 mmol/l)**
- ❖ **Postprandialer Blutzucker (2 Stunden nach der Mahlzeit) ≤ 135 mg/dl (≤ 7,2 mmol/l)**
- ❖ **HbA1c < 48 mmol/l (6,5%)**

Aus diesen drei Werten setzt sich auch die Blutzuckereinstellung zusammen. Diese Einstellung nimmt Ihr behandelnder Arzt vor bzw. führt Sie zu diesem Ziel.

Natürlich geht das nicht ohne Ihre Disziplin und Ihr Durchhaltevermögen. Warum diese Einstellung so wichtig ist, erzählen wir Ihnen im nächsten Abschnitt.

Für einen Diabetiker ist eine gute Blutzuckereinstellung das Wichtigste überhaupt.

Sind nämlich die Werte auf Dauer zu hoch, lagern sich "verzuckerte" Stoffe auf die Wände der Blutgefäße auf. Das Blut kann nicht mehr so gut fließen.

Ist also der Blutzuckerspiegel schlecht eingestellt, kommt es zu einer erhöhten Konzentration an Fettstoffen im Blut. Dies lässt die Gefäße durch die Bildung von Plaques an ihren Wänden schneller verkalken.

Die verminderte Durchblutung kann Herz, Augen, Nieren, Nerven, Haut und Bindegewebe schädigen. Die Folgen sind ein Herzinfarkt oder ein Schlaganfall.

Außerdem kann der Patient durch geschädigte Nerven weniger Schmerzen empfinden und es könnte ein Druckgeschwür entsteht. Da Wunden bei schlecht eingestelltem Diabetes nur schwer heilen, kann dies bis hin zu einer Amputation führen.

Hilfsmittel und Medikamente

Als neuer Diabetiker stehen Sie einer Unmenge an Informationen gegenüber. Darunter auch welche Hilfsmittel und Medikamente Sie nun verwenden müssen.

Da es sich bei Diabetes um eine weit verbreitete Krankheit handelt, gibt es dementsprechend auch viele Spritzen, Stechhilfen, Teststreifen, Insuline und anderes.

Aus dieser riesigen Produktpalette sollen Sie nun Ihre Hilfsmittel heraussuchen. Um es Ihnen etwas leichter zu machen, haben wir die nächsten Abschnitte zusammengestellt.

Sie können auf allgemeine Informationen zugreifen, aber auch auf spezielle Fragen Antworten finden.

Möchten Sie zum Beispiel nachlesen, an welcher Körperstelle Sie sich Insulin spritzen müssen oder welche Fehler beim Messen des Blutzuckerwertes auftreten können?

Dann sind Sie hier genau richtig. Denn das und noch mehr beantworten ausführlich unsere nächsten Kapitel.

Was ist eine Stechhilfe?

Die Stechhilfe gestattet die schnelle und fast schmerzfreie Blutgewinnung an der Fingerkuppe oder anderen Körperstellen.

Damit können Sie den Blutzuckerspiegel durch Kapillarblut kontrollieren. Stechhilfen unterliegen dem Medizinproduktegesetz.

Vor jeder Anwendung setzen Sie in die Stechhilfe eine neue Lanzette ein. Die Lanzette ist eine äußerst dünne, geschliffene Nadel.

Die Stechhilfe halten Sie seitlich an die Fingerkuppe gehalten. Das tut nicht so weh, da hier weniger Nervenbahnen verlaufen.

Auf Knopfdruck springt die Lanzette mittels einer federgestützten Mechanik heraus und sofort wieder zurück.

Wie tief die Lanzette in die Haut eindringt ("Stichtiefe"), können Sie am Gerät einstellen. Die Stichtiefe, um genügend Blutstropfen zu gewinnen, müssen Sie selbst ermitteln. Beginnen Sie mit der mittleren Einstellung und versuchen Sie von hier aus, die ideale Stichtiefe für sich zu finden.

Für die Anwendung an alternativen Körperstellen, wie beispielsweise dem Unterarm, gibt es bei bestimmten Stechhilfen spezielle Aufsätze.

❖ **Tipp:** Verwenden Sie aus **hygienischen wie auch mechanischen Gründen** immer eine neue Lanzette.

Eine gebrauchte Lanzette kann erstens **verschmutzt** sein und Keime in die Einstichstelle übertragen.

Zweitens besteht die Möglichkeit, dass beim ersten Gebrauch die Lanzette **stumpf oder verbogen** wurde. Das tut unnötig weh und mitunter müssen Sie mehrfach stechen.

Es gibt auf dem Markt vielfältige Messgeräte zur **Messung von Blutzucker** und die Auswahl fällt sicher schwer.

Eins haben alle Geräte gemeinsam: sie benötigen **Teststreifen** für den Gebrauch. Diese müssen Sie immer wieder nachkaufen.

Einige Geräte sind hochmodern und sehr genau mit Übertragungsmöglichkeiten zum PC und dabei sehr klein vom Aufbau. Diese sind ideal für Menschen, die gern am PC arbeiten und auch an der grafischen Darstellung der Ergebnisse auf dem PC interessiert sind.

Doch es gibt auch relativ einfache Geräte, die nur das Ergebnis anzeigen. Diese Messgeräte sind ideal für Menschen, die weniger mit moderner Technik zu tun haben.

Es gibt aber auch Geräte, wo ein goldener Mittelweg gefunden wurde. Sie erhalten ein genaues Ergebnis und können entscheiden, ob Sie den Wert abspeichern möchten oder nicht. Die Auswertung nimmt dann Ihr Arzt vor.

Seit einiger Zeit zahlen Krankenkassen die Teststreifen nur noch für Diabetiker, wenn sie gleichzeitig Insulin spritzen müssen. Trotzdem wollen und können viele Diabetiker nicht auf den Blutzuckertest verzichten.

Da es große Preisunterschiede gibt, wird in erster Linie nach den günstigsten Teststreifen gegriffen. Doch dies sollte nicht Ihr einziger Punkt sein, der beim Kauf entscheidet.

Achten Sie auf Folgendes:

❖ Der Streifen muss **mit Ihrem Messgerät kompatibel** sein. Ist der Teststreifen zu groß oder zu klein für Ihr Gerät, dann funktioniert der Test bzw. das Messgerät nicht.

❖ Beziehen Sie die Streifen aus der **Apotheke, einer Versandapotheke oder einem Sanitätshaus**. Es handelt sich um ein medizinisches Produkt und unterliegt strengen Kontrollen.

❖ Manche Teststreifen aus dem Internet mögen sehr günstig sein, aber sie sind im **Ausland hergestellt** und verfälschen mitunter das Ergebnis.

❖ Passen Sie darauf auf, dass das **Verfallsdatum** nicht abgelaufen ist. Sollte dies nämlich der Fall sein, dann erhalten Sie falsche oder gar keine Werte.

❖ Schauen Sie nach, ob Ihr Messgerät nach einer **Codierung** verlangt und kaufen Sie die passenden Streifen. Den Code für das Gerät finden Sie auf der Verpackung Ihres Teststreifens. Stimmt der Code nicht mit dem im Messgerät überein, können Sie nicht testen.

❖ **Tipp:** Manchmal passen auch Teststreifen der gleichen Geräteserie. Auch das kann sparen helfen.

Alle Teststreifen für Blutzucker basieren auf einer elektrochemischen Methode. Dabei kommt es auf dem Teststreifen in der kleinen Reaktionskammer (Testfeld) zu einer chemischen Reaktion, wobei ein geringer Strom entsteht.

Zuerst saugt in der Auftragszone des Teststreifens ein winziges Röhrchen (Kapillare) das Blut in die Reaktionskammer.

Diese Reaktionskammer enthält Enzyme, die eine chemische Reaktion mit der Glukose (Traubenzucker) im Blut beginnen.

Bei dieser Reaktion werden Elektronen (negativ geladene Teilchen) freigesetzt. Es fließt ein Strom zwischen den Elektroden auf dem Teststreifen.

Je höher der Glukosegehalt im Blut vorhanden ist, umso mehr Elektronen entstehen und umso mehr Strom fließt. Das Messgerät rechnet nun den entstandenen Stromfluss in den Blutzuckerwert um.

Eine regelmäßige Blutzuckerkontrolle bestimmt die Höhe des Blutzuckers. Sie wird vom Arzt und von Ihnen selbst durchgeführt.

Das ist wichtig für die **Einstellung der optimalen Blutzuckerhöhe** sowie für den weiteren **Verlauf Ihrer Krankheit**.

An Hand der Ergebnisse kann der Arzt die **Therapie festlegen** sowie rechtzeitig erkennen, wenn etwas **schief läuft** oder eine **Änderung der Therapie notwendig** wird.

Bitte nehmen Sie diese Messungen nicht auf die leichte Schulter. Durch eine genaue Kontrolle können Sie **Folgeerkrankungen** aufschieben und erfassen rechtzeitig **eine mögliche Unterzuckerung**.

Manche Neulinge messen jede Stunde den Blutzucker. Das ist aber übertrieben. **Drei- bis viermal am Tag** eine Messung reicht völlig.

Wenn Sie erfahrener sind, genügen auch **zwei Messungen am Tag**.

Wer meint, dass ein Stich ausreicht und schon hat er das richtige Ergebnis, der irrt gewaltig. Hier geht es auch um **Hygiene, das richtige Messgerät und vor allem Sorgfalt.**

Ein falsch gelagerter Teststreifen zum Beispiel kann schon für ein unrichtiges Ergebnis sorgen.

Beachten Sie folgende Hinweise:

> ➢ Waschen Sie am besten Ihre Hände vor dem Messen **mit warmem Wasser**. Das fördert die Durchblutung. Unterwegs tut es auch eine Flasche Wasser.

> ➢ Entfernen Sie die Kappe von Ihrer Stechhilfe und verwenden Sie immer **eine neue Lanzette**. (Eine gebrauchte Lanzette kann stumpf oder verunreinigt sein oder die Spitze ist eventuell verbogen – auch das kann das Ergebnis beeinflussen und tut unnötig weh.)

> ➢ Stellen Sie die **Stichtiefe möglichst niedrig** ein. Beginnen Sie mit der mittleren Stichtiefe. Erhalten Sie genügend Blut ohne Schwierigkeiten, dann versuchen Sie es das nächste Mal mit einer geringen Stufe. Das schont Ihre

Fingerkuppen. Bei zu wenig Blut nehmen Sie besser eine höhere Stufe.

➢ Nun entnehmen Sie den **Teststreifen** aus der Packung und verschließen diese sofort wieder. Setzen Sie den Teststreifen in das Gerät ein und sehen Sie nach, ob der **Code mit der Geräteanzeige** stimmig ist.

➢ Nun kommen wir zu dem berühmten Stich in den Finger. Setzen die **Stechhilfe seitlich an der Fingerkuppe** an, denn diese Seite des Fingers ist unempfindlicher. Betätigen Sie jetzt den Auslöser. Haben Sie zu wenig Blut auf dem Teststreifen, dann stellen Sie eine höhere Stichtiefe ein.

➢ Den Blutstropfen lassen Sie von dem **Teststreifen aufsaugen**, bis das **Testfeld** vollständig ausgefüllt ist. Fast alle neuen Messgeräte benötigen nur sehr geringe Mengen an Blut und messen erst, wenn die Blutmenge ausreichend ist.

➢ Tragen Sie das **Datum, die Uhrzeit, Besonderheiten und das Ergebnis in das Blutzuckertagebuch** ein. Diese Besonderheiten können sein: die Kohlenhydrate, die Sie zu sich genommen haben, Insulin- oder Tablettendosis,

Krankheit, Menstruation, Stress und Sport. Solche Ereignisse nehmen Einfluss den Blutzuckerspiegel und sollten deshalb notiert werden.

➢ Bei einigen Geräten ist es möglich die **Ergebnisse auf den Computer** zu übertragen. Tun Sie das regelmäßig. Dann können Sie selbst feststellen, ob Ihr Blutzuckerspiegel optimal eingestellt ist oder nicht.

➢ Pflegen Sie nach dem Stich Ihre Hände mit einer **Feuchtigkeitscreme** und bevorzugen Sie dabei Inhaltsstoffe wie Glyzerin oder Harnstoff (Urea). Diese binden die Feuchtigkeit länger und beugen der Hornhaut an den Fingerkuppen vor.

Sind Ihre **Fingerkuppen verhornt**, dann verwenden Sie einen **harnstoffhaltigen Cremeschaum**, der normalerweise für die Füße empfohlen wird. Außerdem ist es ratsam, die Hornhaut **zwei bis dreimal die Woche** mit einem Bimsstein, Hornhautschwamm oder einer feinen Sandblattfeile vorsichtig zu bearbeiten.

Fehler können sich immer wieder mal einschleichen, sei es aus Unwissenheit oder aus Routine. Die Fehler sind aber gefährlich, denn sie verfälschen das Ergebnis.

Deshalb habe ich Ihnen die wichtigsten Fehler beim Messen des Blutzuckers einmal zusammengestellt.

Vor dem Messen werden die Hände nicht richtig oder gar nicht gewaschen. Auf dem Finger kleben eventuell Reste von Substanzen wie beispielsweise Fruchtsaft, was das Ergebnis verfälscht.

Sie stechen in die Mitte der Fingerkuppe. Das tut einerseits weh und Sie erhalten nicht so viel Blut, wie vielleicht erwartet. Ein seitliches Einstechen bringt da mehr Erfolg.

Lanzetten mehrfach zu verwenden, spart vielleicht etwas Geld, ist aber schmerzhafter und unhygienisch.

Sie entnehmen Blut an einer anderen Stelle wie dem Unterarm oder dem Bauch. Da können Sie ganz anderen Blutzuckerwerten kommen.

Falls Sie glauben, dass auch ein geöffneter Teststreifen automatisch bis zu seinem

Verfallsdatum hält, dann irren Sie sich. Es gibt Teststreifen, da verkürzt sich die Haltbarkeitsdauer. Das sehen Sie am besten in der Gebrauchsanleitung nach.

Zu falschen Ergebnissen gelangen Sie auch, wenn Sie die Teststreifen nicht im Originalbehälter aufbewahren. Die Teststreifen besitzen chemische Inhaltsstoffe und diese reagieren sehr empfindlich auf Feuchtigkeit, Sonne und Wärme.

Häufig unterschätzen Diabetiker, dass genügend Blut auf dem Messfeld sein muss. Das ist wichtig, denn sonst erhalten Sie falsche oder zu niedrige Blutzuckerwerte.

Ein weiterer Fehler ist das Unterschätzen der Codierung der Teststreifen. Manche Messgeräte arbeiten nur durch den Code auf der Packung des Teststreifens korrekt. Es gibt aber schon Geräte, die automatisch den Code erkennen und so entfällt die umständliche Eingabe.

Das wird Ihr Arzt mit Ihnen besprechen. Zu Anfang ist es normal, dass ein häufiges Testen für die optimale Blutzuckereinstellung notwendig ist. Das kann bis 10-mal am Tag sein.

Später, und wenn Sie zunehmend sicherer sind, werden Sie automatisch weniger testen. Die Faustregel ist hier:

> **Zu Beginn der Krankheit zwischen 6 bis 10 Mal am Tag**

> **Nach etwa zwei bis drei Monaten sollten Sie zwischen 3 bis 5 Mal am Tag testen.**

> **Ab 6 Monate, seit Beginn Ihrer Krankheit, müssen Sie maximal zweimal am Tag testen.**

Oft entsteht nun die Frage: muss ich vor oder nach dem Essen testen?

Testen Sie **einmal morgens nach dem Aufstehen (Nüchtern – Blutzucker) und dann 2 Stunden nach einer Mahlzeit.** Und vergessen Sie nicht, die Ergebnisse einzutragen.

Die meisten Menschen wissen, dass hauptsächlich der Finger für den Blutzuckertest verwendet wird. Dazu gibt es jede Menge Beiträge im Internet und in der Fachliteratur.

Weniger bekannt ist, dass es alternative Körperstellen gibt, an denen Blut entnommen werden kann für diesen Test. Das können sein:

➢ Daumenballen
➢ Hand
➢ Ober- und Unterarme
➢ Ober- und Unterschenkel
➢ Bauch

Für diese Stellen gibt es spezielle Messgeräte und Stechhilfen. Außerdem müssen Sie beachten, dass die Blutzuckerwerte anders ausfallen könnten.

Ärzte raten zu diesen Körperstellen für die Blutentnahme, wenn Sie eine berufliche Tätigkeit ausführen, die eine Belastung für die Finger darstellen. Das können Berufskraftfahrer, Bürotätigkeiten und Arbeiten in einem Labor sein.

Vielleicht lächeln Sie jetzt. Aber es gibt tatsächlich Menschen, die ihr eigenes Blut nicht sehen können.

Das kann in leichten Fällen bis zur Übelkeit reichen und in schweren Fällen bis zu einer Ohnmacht gehen.

Leichte Fällen lassen sich mit Hilfe von etwas Willensanstrengung überwinden. Bei schweren Fällen sollten Sie sich mit dem Arzt beraten. Mitunter brauchen Sie vielleicht eine psychologische Unterstützung.

Sollte dies auch nicht den gewünschten Erfolg bringen, dann gibt es noch die Möglichkeit, dass Sie zum Testen in die Praxis Ihres Hausarztes gehen. Oder Sie fragen einen Angehörigen, ob er Ihnen beim Testen hilft.

Messgeräte, die ohne Blut den Zuckertest durchführen, sind zwar in der Erprobung, aber noch nicht in Deutschland zugelassen.

In den meisten Fällen wird Diabetes zeitig genug erkannt, dass erst einmal eine Umstellung der Lebensgewohnheiten reicht, um Diabetes aufzuhalten. Dann kommen Tabletten zum Einsatz und das Spritzen von Insulin ist die letzte Alternative. Zumindest ist das so bei Diabetes Typ 2.

Anders sieht es bei Diabetes Typ 1 Patienten aus. Hier müssen rund 90 % der Erkrankten sofort mit dem Insulin spritzen anfangen, da **kein oder sehr wenig Insulin** vom Körper produziert wird.

Meistens verordnet Ihnen der Arzt diese Therapie, wenn Ihre Blutzuckerwerte **stark schwanken**. Doch auch bei **ständig zu hohen Blutzuckerwerten** muss mit einer Insulintherapie begonnen werden.

Auf jeden Fall wird Ihnen der Arzt mitteilen, ab wann Sie Insulin spritzen müssen und Ihnen alles Notwendige dazu erklären.

Tatsächlich gibt es etwa 3 verschiedene Insulintherapien, die nach heutigen Empfehlungen von Experten aber **individuell** angeglichen werden.

Es wird unterschieden nach der **konventionelle Insulintherapie (CT), Intensivierte konventionelle Insulintherapie (ICT) und der Insulinpumpentherapie (CSII)**.

Angestrebt ist aber immer eine Therapie, die der **natürlichen Insulinfreisetzung** von gesunden Menschen nahe kommt.

Dadurch erreicht man eine **gute Stoffwechseleinstellung** und es werden so mögliche Komplikationen oder gar Folgeerkrankungen vermieden.

Wie funktioniert die konventionelle Insulintherapie?

Die konventionelle Insulintherapie (CT) eignet sich in erster Linie für Diabetiker Typ 2, wenn die Medikamente (Insulin in Tablettenform) versagen und eine Diabetes-Schulung nicht möglich ist.

Bei dieser Therapie ist es notwendig, dass Sie sich jeden Tag eine bestimmte Menge an Mischinsulin spritzen. Die Dosis ist jeden Tag gleich groß und muss zweimal am Tag gespritzt werden.

Morgens – zwei Drittel der Tagesdosis vor dem Frühstück

Abends – ein Drittel der Tagesdosis vor dem Abendessen

Das heißt aber für Sie, dass Sie nicht mehr nach Bedarf essen können. Sie müssen Ihr Essen der Tagesdosis anpassen und diese pünktlich zu sich nehmen. Drei Hauptmahlzeiten und drei Zwischenmahlzeiten (empfohlener Essenplan) sollen einer Unterzuckerung vorbeugen.

Was ist die intensivierte konventionelle Insulintherapie?

Diese Therapieart erfreut sich zunehmender Beliebtheit, denn sie lässt ein größeres Maß an Individualität zu, als die konventionelle Insulintherapie.

Bei dieser Therapie spritzen Sie sich **1 bis 3 Mal täglich ein Langzeit-Insulin**, um den **Grundbedarf** zu decken. Von der Gesamtmenge des täglichen Insulinbedarfs beträgt das etwa die Hälfte der täglichen Insulinmenge.

Die **andere Hälfte** verteilen Sie auf Ihren Bedarf bei den Mahlzeiten und injizieren das **Kurzzeit-Insulin vor dem Essen**.

Dazu messen Sie Ihren **aktuellen Blutzuckerspiegel**, errechnen nun die optimale Insulindosis aus folgenden Faktoren:

➢ **Blutzuckerwert**
➢ **Gewünschte Nahrungsmenge**
➢ **Geplante körperliche Aktivität.**

Die Insulinpumpentherapie (CSII) eignet sich für jeden Diabetiker mit einem **unregelmäßigen Lebensrhythmus** (wie Schichtarbeiter) oder ständig **schwankenden Blutzuckerwerten**. Aber auch Patienten mit einer **extremen Angst vor Spritzen** profitieren von dieser Therapie.

Musste früher die Insulinpumpe in einem Rucksack mit sich getragen werden, so haben die heutigen Pumpen grade mal die Größe eines kleinen Handys und können unter die Haut implantiert werden.

Über eine Kanüle und einen Katheder gibt sie auf **Knopfdruck** die **notwendige Menge Insulin vor den Mahlzeiten** ab.

Der **Grundbedarf des Körpers** aber wird durch die **automatische Abgabe kleinerer Dosen Insulin** gedeckt. Diese Einstellung nimmt Ihr Arzt vor und unterweist Sie genau in der Anwendung der Insulinpumpe.

Tatsächlich gibt es mehr als 100 verschiedene Insulinpräparate. Diese reichen von der Tablettenform bis hin zum Injektionsinsulin.

Trotzdem gibt es zwischen diesen Präparate Unterschiede in der Wirkungszeit (langzeit- und Kurzzeitinsulin), Herkunft sowie im Wirkprofil und dabei handelt es sich um die verschiedenen Arten von Insulin.

Normalerweise werden Diabetiker mit Humaninsulin behandelt, aber es sind auch Schweine- und Rindsinsulin noch auf dem Markt, die in der Wirkungsweise dem Humaninsulin entsprechen.

Humaninsulin ist menschliches Insulin, welches gentechnologisch hergestellt wird.

Das Humaninsulin verordnen Ärzte aber lieber, da es hier zu weniger Allergien und Komplikationen kommt und das Wirkungsprofil unterschiedlich ist.

Nun wurde schon mehrmals Langzeit- und Kurzzeitinsulin erwähnt und vielleicht fragen Sie sich, wo hier der Unterschied liegt.

Ganz einfach, beide Insuline sind **verschieden in der Wirkungsdauer**. Wie der Name schon sagt, hat das **Langzeitinsulin** eine **längere Wirkungsdauer**. Das Langzeitinsulin soll den **Grundbedarf des Körpers** abdecken für den Verlauf **eines Tages**.

Das **Kurzzeitinsulin** dagegen wirkt nur **kurze Zeit** und wird normalerweise **kurz vor den Mahlzeiten** genommen. Dazu werden die benötigten BE-Einheiten der Mahlzeit ausgerechnet und der Blutzuckerspiegel überprüft.

Trotz der unterschiedlichen Wirkungszeit ergeben beide Insuline in ihrer Dosis die **Tagesgesamtmenge an Insulin**. Sie werden nur unterschiedlich und individuell aufgeteilt.

Da Insulin empfindlich auf Licht, Kälte und Wärme reagiert, muss es besonders gelagert werden, sonst ist es nicht mehr verwendbar. Es kommt zu einem Wirkverlust bei nicht vorschriftsmäßiger Lagerung.

Insulin lagern Sie am besten bei Temperaturen zwischen 2°C und 8°C, vorzugsweise im Gemüsefach Ihres Kühlschrankes. Achtung! Ihre Insulin-Pens dürfen Sie nie in den Kühlschrank legen.

Das heißt für Sie: das Insulin darf nicht gefrieren oder über 40°C erhitzt werden. Es ist möglichst vor direkter Sonnen- und Wärmeeinwirkung zu schützen.

Insulin, welches Sie gerade verwenden, bewahren Sie bei einer Raumtemperatur bis 25°C auf. Verbrauchen Sie es innerhalb von 4 Wochen.

Unsachgemäß gelagertes Insulin verwenden Sie besser nicht. Auch wenn Sie nur den Verdacht haben, das Insulin könnte nicht entsprechend den Vorschriften gelagert sein, werfen Sie es weg.

Sobald Sie wissen, dass Sie sich Insulin spritzen müssen, stellt sich automatisch die Frage, was nun besser ist: Einmalspritzen, Fertigspritzen oder ein Insulin-Pen.

Eins gleich zu Beginn, diese Entscheidung kann Ihnen niemand abnehmen.

Spritzen werden unterschieden hinsichtlich ihrer Verwendbarkeit. Beliebt sind die **Fertigspritzen**, die bereits Insulin enthalten und wo das manchmal recht mühselige Aufziehen der Spritze entfällt.

Einmalspritzen kommen meist nur bei Problempatienten oder im Krankenhaus zum Einsatz.

Der **Vorteil aller Spritzen** sind ihr flexibles Fassungsvermögen und die unterschiedliche Länge der Nadeln, die eingesetzt werden können.

Zudem sind die Nadeln fein und so ist der Einstich ist weniger fühlbar als bei normalen Spritzen.

Aber immer größerer Beliebtheit erfreut sich der **Insulin-Pen.** Bereits über 75 Prozent der deutschen Diabetiker, welche sich Insulin spritzen müssen, greifen lieber zum komfortablen und unauffälligeren Pen.

Das ist auch kein Wunder, denn tatsächlich sieht der Pen eher wie ein eleganter Füllhalter aus. Doch nicht nur das Aussehen überzeugt die meisten Diabetiker vom Gebrauch eines Pens.

So ist der **Einstich kaum noch spürbar**, er kann unauffällig in der **Öffentlichkeit** benutzt werden und er hat eine **einfache Handhabung**.

Die **Dosierung** der notwendigen Insulinmenge erfolgt meistens über den Drehknopf. Zudem ist der **Austausch der Insulinpatrone** sehr leicht, so dass auch Jugendliche oder ältere Menschen schneller mit einem Pen zurechtkommen, als mit einer Spritze.

Ein weiterer Vorteil besteht beim Pen, dass er ideal für **Angstpatienten** ist. Da der Pen überhaupt keine Ähnlichkeit mit der gefürchteten Spritze besitzt, überwinden diese Diabetiker schneller die Barriere, sich selbst das Insulin injizieren zu müssen.

Grundsätzlich unterscheidet man zwischen so genannten wiederverwendbaren Pens und den Fertigpens (Wegwerf-Pen oder auch Einmal-Pen).

Der Grundaufbau aller Pens ist ähnlich. Es gibt eine Nadel, den Druck- oder Drehknopf, die Insulinpatrone (nur wechselbar bei wiederverwendbaren Pens) und ein Sichtfenster, wo Sie die eingestellten Einheiten Insulin ablesen können.

Falls Sie zu den Diabetikern mit der ITC-Therapie gehören, dann erhalten Sie zwei unterschiedlich farbige Pens, damit Sie Ihr Insulin nicht verwechseln. Meistens ist im Einmal-Pen das Langzeitinsulin und im wiederverwendbaren Pen das Kurzzeitinsulin.

Wenn Sie unsicher sind bei der Auswahl, dann lassen Sie sich von Ihrem Arzt oder dem Apotheker beraten, welcher Pen für Sie in Frage kommt.

Wie der Pen anzuwenden ist, lernen Sie in einer Schulung.

Zunächst sollten Sie den **Pen öffnen** und die **Nadel prüfen**, ob sie verbogen ist. In dem Fall wechseln Sie die Nadel aus.

Stellen Sie die erforderliche Menge Insulin am Pen ein. Passen Sie auf, dass **ausreichend Insulin in der Ampulle** vorhanden ist.

Nun entscheiden Sie sich, in welche Stelle des Körpers Sie sich spritzen möchten. Empfohlen werden der **Bauch und die Außenseite des Oberschenkels**.

Doch aufgepasst!

➢ Schauen Sie nach, ob die mögliche Einstichstelle **Leberflecken, Muttermale, Blutergüsse oder Verdickungen von anderen Einstichen** aufweist. Dann meiden Sie diese Stellen besser.

➢ Egal, welchen Körperteil Sie zum Spritzen wählen, **wechseln Sie die Einstichstelle**. So vermeiden Sie Hautschäden.

➢ Achten Sie darauf, dass Sie möglichst zur **gleichen Tageszeit in den gleichen Körperteil** spritzen. So halten Sie mögliche Unterschiede in der Insulinwirkung gering.

➤ Wechseln Sie **einmal pro Tag die Nadel im Pen.**

Das Insulin muss ins **Unterhautfettgewebe** eingespritzt werden. Dazu halten Sie eine **Hautfalte** fest und stechen die Nadel in einem **Winkel von 45 bis 90 Grad** in die Hautfalte ein.

Tipp: Verwenden Sie aber kurze Nadeln oder ist das Unterhautfettgewebe dick, dann können Sie die Nadel auch senkrecht einstechen. Das ist wichtig, denn nur das **Unterhautfettgewebe** nimmt das **Insulin gleichmäßig in der Blutbahn** auf.

Injizieren Sie nun das Insulin, indem Sie den **Druckknopf des Pens langsam bis Anschlag** durchdrücken. Danach lassen Sie die Nadel noch **kurz in der Haut**, zählen Sie am besten bis 10. So **verteilt** sich das Insulin **besser im Unterhautfettgewebe** und läuft nicht durch den Einstichkanal zurück.

Jetzt ziehen Sie die Nadel heraus, verschließen den Pen und versorgen die Einstichstelle.

Mit der Diagnose Diabetes kommt auch die Angst vor der Insulintherapie hervor. In erster Linie wird diese Therapie mit dem gefürchteten Insulinspritzen gleichgesetzt.

Doch mittlerweile hat sich das Insulinspritzen geändert. Es gibt **Pens**, die eine sehr dünne Kanüle besitzen und kaum wehtun.

Wer trotzdem eine Heidenangst vor Spritzen hat, sollte sich vertrauensvoll an seinen Arzt wenden.

Gemeinsam können Sie dann überlegen, ob eine **Angsttherapie bei einem Psychologen** helfen könnte oder ob Sie gleich auf eine **Insulinpumpentherapie** umsteigen.

Dazu werden Ihnen ein Katheder und eine Kanüle in die Haut eingebracht. Auf Knopfdruck setzen Sie dann durch die Insulinpumpe die erforderliche Menge Insulin frei.

Derzeit arbeiten Wissenschaftler an einer „intelligenten" Pumpe, die auf Grund der gemessenen Werte das nötige Insulin freisetzt.

Warum muss ich das Insulin in den Bauch spritzen?

Nicht jedes Insulin muss in den Bauch gespritzt werden. Bei dem Spritzen in verschiedene Körperstellen geht es um die **Schnelligkeit der Insulinaufnahme des Insulins im Blut**.

Schauen wir uns doch mal an, wohin Insulin gespritzt werden kann und wie schnell es aufgenommen wird im Blut:

Bauch – hier sollte **schnellwirkendes Insulin** kurz vor den Mahlzeiten gespritzt werden

Oberschenkel und Gesäß – ist geeignet für **lange wirkendes Insulin** wie das Langzeitinsulin.

Oberarm – die Stelle eignet sich zwar für **mittelschnell wirkendes Insulin**, wird aber von Ärzten und Therapeuten **abgelehnt**.

Bitte **wechseln Sie nicht die Areale** für die Insulinarten. Spritzen Sie zum Beispiel heute Langzeitinsulin ins Gesäß und morgen in den Oberschenkel und übermorgen in den Bauch, dann ergeben sich völlig unterschiedliche **Blutzuckerwerte mit starken Schwankungen**.

Diese Frage taucht öfters in Foren auf und sorgt für Verwirrung durch die Vielzahl der verschiedenen Antworten. Ich habe Ihnen einige Punkte zusammen getragen, die Sie unbedingt beachten sollten:

> Zunächst sollten Sie die vor dem Spritzen die **mögliche Einstichstelle säubern**. Dazu reicht ein Feuchtigkeitstuch oder Reinigungstuch.

> **Meiden Sie alte Einstichstellen** und lassen Sie diese erst einmal **verheilen**. Empfohlen für einen neuen Einstich wird eine Stelle **etwa eine Fingerbreite** neben alten Einstichstellen.

> Falls Sie eine **staubige Tätigkeit** haben oder die **Einstichstelle mit Schmutz** in Berührung kommen könnte, dann kleben Sie nach dem Spritzen **ein Pflaster** auf den Einstich. So vermeiden Sie Entzündungen.

Damit ist der **Abstand zwischen einer schnell wirkenden Insulingabe und der darauf folgenden Nahrungsaufnahme** gemeint.

Im Normalfall reagiert die Bauchspeicheldrüse auf ein Essen, dass sie beginnt Insulin auszuschütten, um den Zucker aus dem Blut abzutransportieren.

Bei Ihnen als Diabetiker sieht das anders aus. Sie müssen abhängig von Ihren Werten und der möglichen Kohlenhydraten Insulin vor dem Essen zu sich nehmen.

Damit das Insulin seine Wirkung optimal entfalten kann, spritzen Sie sich das Insulin in den Bauch.

Das muss deshalb vor dem Essen geschehen, damit **Insulin und Kohlenhydrate möglichst gleichzeitig im Blut aufeinander** treffen.

So wird ein zu starker Anstieg des Blutzuckerspiegels vermieden.

Der **zeitliche Abstand** zwischen Insulingabe und dem Essen selbst ist **abhängig von der Insulinart**.

Empfohlen wird aber, dass Sie **15 bis 30 Minuten vor dem Essen** das Insulin (Normalinsulin) zu sich nehmen. So fällt der Wirkungsbeginn mit dem Anstieg des Blutzuckerspeigels zusammen. Liegen Ihre Zuckerwerte vor dem Essen über dem angepeilten Zielwert, dann verlängern Sie diesen zeitlichen Abstand.

Bei genetisch veränderten Insulinen bzw. Insulinanaloga ist eine Wartezeit nicht notwendig, wenn Ihr Blutzucker im Zielbereich liegt. Da diese Insuline gentechnisch verändert sind, wirken sie bereits innerhalb weniger Minuten.

Tipp: Diese Insuline (Insulinanaloga) können Sie sich sogar unmittelbar nach dem Essen spritzen, ohne einen überhöhten Blutzucker zu riskieren.

Ich habe vergessen, mein Insulin zu spritzen - und nun?

Haben Sie Ihr **Kurzzeitinsulin** nur einmal vergessen, ist das nicht so schlimm. Vergessen Sie aber über einen längeren Zeitraum Ihr Insulin, kann es zu einer **Überzuckerung** kommen und das ist gefährlich.

Überprüfen Sie zunächst Ihren **Blutzuckerwert.** Ist er im **High - Bereich**, also zu hoch, dann suchen Sie sofort den Arzt auf. Ist der Wert **leicht bis mittelmäßig** erhöht, dann nehmen Sie Ihr Insulin wie gewohnt zu sich.

Eine Ausnahme von dieser Regelung bildet das **Langzeitinsulin**. Es ist schon ein Unterschied, ob Sie Ihr Langzeit- oder das Kurzzeitinsulin vergessen haben. Denn das **Langzeitinsulin** deckt den Grundbedarf des Körpers und ist deshalb sehr wichtig für Sie.

Darum nehmen Sie es **sofort**, sobald Sie bemerken, dass Sie die Insulinspritze vergessen haben. Die nachfolgende Dosis spritzen Sie sich **wie gewohnt 24 Stunden** später.

Muss ich meine Spritzen, Pens und Stechhilfen sterilisieren?

Nadeln und Spritzen können **abgekocht werden oder in einem Sterilisator** gereinigt werden. Anders sieht es mit den Pens und Stechhilfen aus.

Pens und Lanzetten von Stechhilfen sind **vor Gebrauch steril**. Doch nach der ersten Anwendung ist diese Keimfreiheit nicht mehr gegeben. Es besteht immer die Gefahr, die Schmutz oder Gewebereste an der Nadel hängen bleiben und es kommt zu einem erhöhten Infektionsrisiko.

Deshalb sollten die Nadeln und Lanzetten nicht mehrfach verwendet werden. Zwar könnten Sie diese Teile auskochen, aber dann verbiegen sich die Spitzen oder verformen sich und werden stumpfer. Damit sind sie nicht mehr zu gebrauchen.

Pennadeln und Lanzetten erhalten Sie in **kostengünstigen Großpackungen** und Sie sollten wie empfohlen nach jedem Gebrauch eine neue Nadel oder Lanzette verwenden.

Die richtige Entsorgung der gebrauchten Materialien

Manche Diabetiker unterschätzen diesen Aspekt ihrer Krankheit. Viele werfen gebrauchte Nadeln, Pens oder Lanzetten einfach in den Hausmüll. Dabei wird die **Verletzungsgefahr** für sich selbst und andere unterschätzt.

Experten empfehlen, den **Diabetesmüll in einem stichfesten Behälter zu sammeln und wegzuwerfen**.

Wie das aussehen kann, dazu haben wir Ihnen eine Liste zusammengestellt:

> ➤ **Insulinpatronen und –fläschchen** können Sie im **Restmüll** entsorgen, aber nicht in die Toilette oder im Waschbecken entleeren, da es das Wasser belastet.

> ➤ **Insulinpens** können Sie ebenfalls im **Restmüll** werfen. Einzige Ausnahme sind die **Pens mit digitaler Anzeige**, weil hier Batterien im Pen sind. Geben Sie diesen Pen in der Apotheke zurück. Oder fragen Sie beim Hersteller nach, wie dieser Pen richtig entsorgt wird.

> ➤ **Penkanülen** können Sie in einer speziellen **Entsorgungsbox** aus der

Apotheke sammeln und im **Restmüll** entsorgen. Aber eignet sich auch **eine leere Cremedose** oder **ein leerer Teststreifenbehälter**, wenn dieser noch fest verschließbar ist.

➢ Mit gebrauchten **Lanzetten** aus der Stechhilfe verfahren Sie genauso. Falls der Behälter zu leicht aufgeht, dann wickeln Sie ein Gummiband um den Behälter oder verkleben Sie es mit Klebeband, ehe Sie es in den **Restmüll** werfen.

➢ Gebrauchte **Teststreifen** sammeln Sie in einer leeren Streifendose und geben Sie dann in den **Restmüll.**

➢ **Test-Kassetten** und **Code-Chips** können Sie unbedenklich in den **Restmüll** werfen. Einzeln verpackte Teststreifen schieben Sie einfach in die Folie zurück und werfen diese in den Restmüll.

➢ Leere **Test-Disketten** gehören aber in den **gelben Sack** bzw. in die **gelbe Tonne.**

➢ **Blutzucker-Messgeräte** müssen Sie nicht gesondert wegbringen, sondern können diese auch in den **Restmüll** werfen.

➢ Für sämtliche **Batterien** von Messgeräten, Pens und Insulinpumpen gibt es bei Gemeinden oder bei dem Verkäufer **Rückgabebehälter** bzw. **Sammelboxen**. Bitte benutzen Sie diese.

➢ **Katheder von Insulinpumpen** werfen Sie am besten in eine **Entsorgungsbox** oder in eine **Waschmittelflasche**. Sie können auch den Katheder direkt in den **Restmüll** geben, aber entfernen Sie vorher die Nadel bzw. verbiegen Sie diese und kleben Sie mit Pflaster fest.

➢ Leere **Pumpenampullen** gehören ebenfalls in den **Restmüll**.

➢ **Einmalspritzen** können Sie der bereits erwähnten **Entsorgungsbox** sammeln und zu dem **Restmüll** geben.

Kinder sind neugierig und ahmen gern die Erwachsenen nach. Darin liegt natürlich auch eine Gefahr, wenn Sie als Diabetiker in einer Familie mit Kindern leben.

Auch wenn Sie den Kindern verbieten, Ihre Geräte, Tabletten und Pens anzufassen, das schreckt nicht ab und viele Kinder reagieren darauf mit einer noch größeren Neugier.

Darum räumen Sie Ihr gebrauchtes Diabetikerbesteck sofort weg bzw. entsorgen Sie es sicher.

Ampullen, Teststreifen, Lanzetten und Tabletten gehören in einen verschließbaren Behälter außerhalb von Kinderhänden.

Sollte trotz aller Vorsicht es zu einem Unfall beispielsweise mit Insulin kommen, suchen Sie sofort einen Arzt auf. Kinder unterzuckern viel schneller als Erwachsene.

Jeder Diabetiker wird von seinem Arzt dazu angehalten, ein **Diabetes-Tagebuch** (auch **Blutzucker-Tagebuch** genannt) zu führen.

Ob Sie dieses Tagebuch **online oder schriftlich** führen, bleibt Ihnen überlassen. Bringen Sie nur zum Arzttermin das **Buch bzw. die Ausdrucke regelmäßig** mit.

Aus den Daten lassen sich **rechtzeitig andere Erkrankungen erkennen und man kann die Blutzuckereinstellung gezielter** durchführen.

Aber auch Sie **selbst lernen** durch die Eintragungen **Ihren Körper und seine Reaktionen besser kennen.** Sie sehen, wo eventuell, der Blutzucker zu hoch oder zu niedrig war. Oder wie zum Beispiel Sport Einfluss auf den Blutzucker hat usw.

Es gibt im Internet sehr gute Vorlagen für ein Diabetes-Tagebuch, aber Sie erhalten auch bei Ihrem Arzt entsprechende Hefte, in denen Sie Ihre Werte festhalten können.

Inhalt

Vorwort 3

Diabetes-Formen.. 5

Diabetes mellitus Typ 1 10

Klassische Therapie 11

Neue Behandlungsansätze bei Diabetes I 12

Diabetes Typ 2 13

Schulmedizinische Therapie 14

Neue Therapieansätze für Diabetes II 15

Schwangerschaftsdiabetes................................. 16

Behandlung und Therapie bei
Schwangerschaftsdiabetes................................. 17

Genaueres zu den Therapien............................... 18

Welche Therapien mit Insulin gibt es? 19

Wie wirkt die konventionelle Insulin-Therapie? 20

Was ist die intensivierte konventionelle
Insulintherapie?... 21

Für wen eignet sich die Insulinpumpentherapie?...... 22

Was ist die Basistherapie?.............................. 23

Noch etwas zu der Therapie mit Tabletten.............. 24

Therapieziele – wie sinnvoll sind sie?................... 26

Andere Behandlungen und ein Blick in die Zukunft............ 29

Alternative Behandlungsmöglichkeiten 30

Transplantation von Bauchspeicheldrüsen 31

Inselzelltransplantation –eine konkrete Möglichkeit?32

Stammzellentherapie – Therapie der Zukunft? 33

Impfung gegen Diabetes – wird es das geben? 34

Blutzucker und mehr **35**

Was ist Blutzucker? 36

Was beeinflusst den Blutzucker? 37

Was ist Insulin und wie wirkt es? 38

Welche Bedeutung hat der Langzeitblutzucker? 39

Langzeitblutzucker-Tabelle 40

Was ist ein normaler Blutzuckerwert? 41

Blutzuckertabelle für Erwachsene 42

Blutzuckertabelle für Kinder und Jugendliche 43

Welche Blutzuckerwerte sind für Diabetiker optimal?
....43

Was ist eine Blutzuckereinstellung? 44

Warum ist diese Einstellung so wichtig? 45

Hilfsmittel und Medikamente **46**

Was ist eine Stechhilfe? 47

Welches Messgerät passt zu mir? 49

Welche Teststreifen sollte ich benutzen? 50

Wie funktioniert der Teststreifen? 52

Warum muss ich den Blutzucker kontrollieren? 53

Wie messe ich Blutzucker? 54

Welche Fehler können beim Messen entstehen?...... 57

Wann sollte ich testen?.................................... 59

Welche Körperstellen eignen sich für den Test?........ 60

Ich kann kein Blut sehen – und nun? 61

Ab wann muss ich Insulin spritzen?...................... 62

Welche Therapien mit Insulin gibt es? 63

Wie funktioniert die konventionelle Insulintherapie? 64

Was ist die intensivierte konventionelle
Insulintherapie?... 65

Für wen eignet sich die   Insulinpumpentherapie? 66

Gibt es verschiedene Arten von Insulin?.................. 67

Was ist der Unterschied zwischen Langzeit- und
Kurzzeitinsulin?... 68

Wie bewahre ich Insulin richtig auf? 69

Die Wahl zwischen Spritze und Pen 70

Unzählige Pens – was ist richtig?........................ 72

Ich muss Insulin spritzen – wie geht das? 73

Angst vor Spritzen und Co - und nun?.................... 75

Warum muss ich das Insulin in den Bauch spritzen? . 76

Wie pflege ich die Einstichstelle richtig? 77

Wie wichtig ist der Spritz-Ess-Abstand? 78

Ich habe vergessen, mein Insulin zu spritzen - und nun?
.... 80

Muss ich meine Spritzen, Pens und Stechhilfen
sterilisieren?...81

Die richtige Entsorgung der gebrauchten Materialien82

Achtung: Kinder und Diabetikerbesteck 85

Warum ist das Diabetes-Tagebuch so wichtig? 86

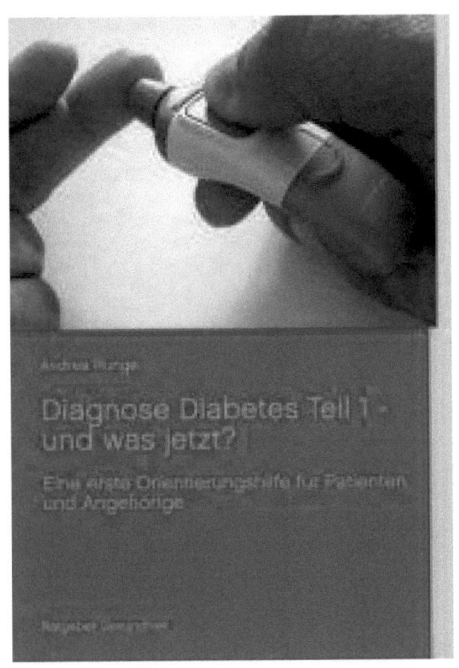

Diagnose Diabetes - Teil 1 - und was jetzt?
- eine erste Orientierungshilfe für Patienten und
Angehörige

Andrea Runge
Herausgeber: Striker-Verlag
ISBN 9783848229970
UVP 6,90 EUR

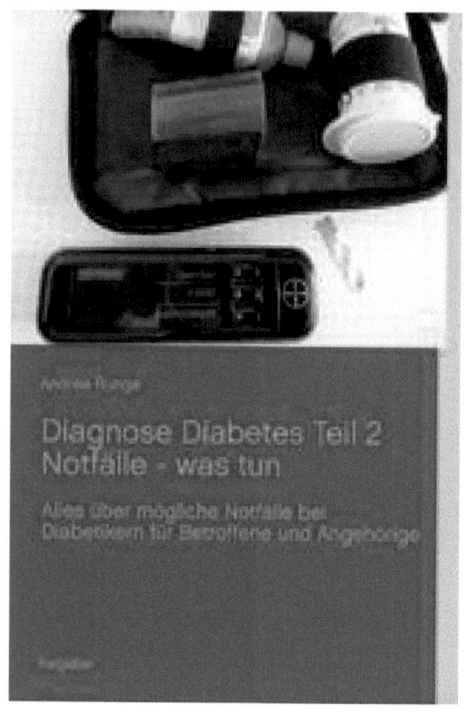

Diagnose Diabetes - Teil 2 –
Notfälle – was tun
Alles über mögliche Notfälle bei Diabetikern für
Betroffene und Angehörige

Andrea Runge
Herausgeber: Striker-Verlag

ISBN 9783848216567

UVP 5,95 EUR